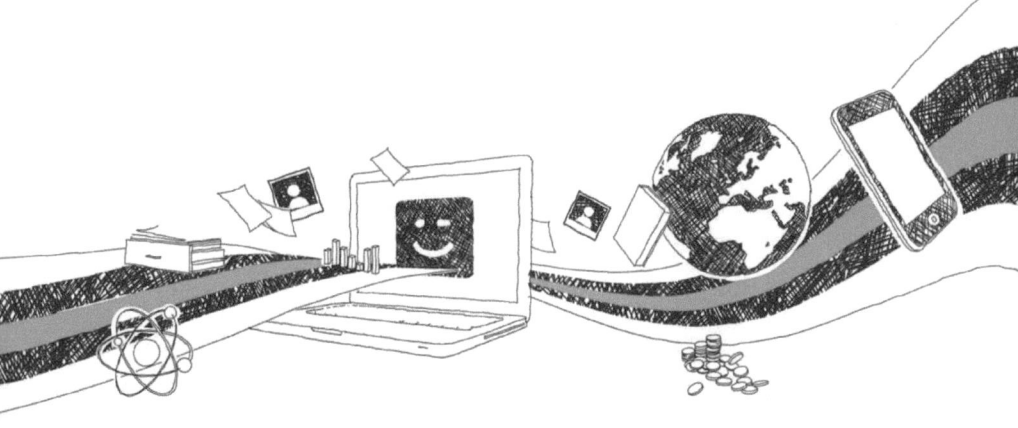
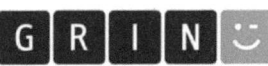

Ralf J. Jochheim, MSc, MBA

Das Mitarbeiterjahresgespräch in Gesundheitseinrichtungen

Detaillierte Aufbereitung und Konzept zur Einführung des jährlichen Mitarbeitergesprächs

GRIN Verlag

Bibliografische Information der Deutschen Nationalbibliothek:

Die Deutsche Bibliothek verzeichnet diese Publikation in der Deutschen National-
bibliografie; detaillierte bibliografische Daten sind im Internet über http://dnb.d-
nb.de/ abrufbar.

Impressum:

Copyright © 2009 GRIN Verlag GmbH
Druck und Bindung: Books on Demand GmbH, Norderstedt Germany
ISBN: 978-3-656-14538-7

Dieses Buch bei GRIN:

http://www.grin.com/de/e-book/171253/das-mitarbeiterjahresgespraech-in-
gesundheitseinrichtungen

GRIN - Your knowledge has value

Der GRIN Verlag publiziert seit 1998 wissenschaftliche Arbeiten von Studenten, Hochschullehrern und anderen Akademikern als eBook und gedrucktes Buch. Die Verlagswebsite www.grin.com ist die ideale Plattform zur Veröffentlichung von Hausarbeiten, Abschlussarbeiten, wissenschaftlichen Aufsätzen, Dissertationen und Fachbüchern.

Besuchen Sie uns im Internet:

http://www.grin.com/

http://www.facebook.com/grincom

http://www.twitter.com/grin_com

INHALTSVERZEICHNIS

Anmerkung: Aus Gründen der leichteren Lesbarkeit wird in dieser Projektarbeit auf eine geschlechtsneutrale Schreibweise verzichtet.
Begriffe wie Mitarbeiter, Führungskraft, Teamleiter, Berater etc. werden als Berufsbezeichnung bzw. Gattungsbegriff verwendet und gelten für Frauen und Männer gleichermaßen.

1. Einleitung

1.1 Problemstellung

Der zunehmende Kosten- und Wettbewerbsdruck im deutschen Gesundheitswesen erfordert von den Rehabilitationskliniken in privater Hand, die als Einzelunternehmen am Markt agieren, eine ständige Orientierung an den jeweils aktuellen politischen Strömungen und gesetzlichen Änderungen. Besonders für diese Unternehmen ist es deshalb unumgänglich, die vorhandenen Ressourcen effizient einzusetzen und ständig weiterzuentwickeln. Nur so kann die eigene Existenz am Markt gesichert werden. Eine entscheidende Rolle spielen dabei die personellen Ressourcen, da qualifizierte und motivierte Mitarbeiter die zentrale Basis für die Qualität der zu erbringenden Leistungen dieser Kliniken bilden. Durch eine hohe individuelle Qualität des Personals ist es einer einzelnen Klinik möglich, sich gegenüber Mitbewerbern, besonders Betrieben von großen Klinikketten oder Versicherungsträgern, abzugrenzen, um Patienten und Kostenträger für sich zu gewinnen.

Die Verantwortung für die Personalentwicklung ist eine Managementaufgabe. Ein elementares Instrument der Führung kann dabei das jährliche Mitarbeitergespräch sein. In großen Wirtschaftsunternehmen schon länger als Führungsinstrument etabliert, sollte es auch in Unternehmen des Gesundheitswesens zunehmend zum Standard werden.

Grundvoraussetzung für eine erfolgreiche Einführung und die kontinuierliche Nutzung dieses Instruments ist, dass alle Beteiligten über entsprechende Kompetenzen verfügen[1]. Einerseits müssen sie mit den sachlichen Inhalten, wie beispielsweise den verfolgten Zielen, den Gesprächsbestandteilen sowie den Abläufen und Verantwortungsbereichen vertraut sein. Andererseits müssen sowohl die Führungskräfte als auch die Mitarbeiter über ein Grundwissen auf der Ebene der Beziehungskommunikation verfügen. Dazu gehören u. a. Gesprächstechniken, Rollenverständnis im Umgang mit dem Gesprächspartner und die Bewältigung von Konfliktsituationen.

---

[1] vgl. Hofbauer, Helmut/Winkler, Brigitte: Das Mitarbeitergespräch als Führungsinstrument, München, Wien, 1999, S. 9f.

Diese Fähigkeiten können nicht vorausgesetzt werden, sondern es bedarf einer umfassenden Information und gezielten Qualifizierung der Beteiligten, bevor es zur erstmaligen Durchführung eines Gesprächszyklus kommen kann. [2]

1.2 Zielsetzungen

In der vorliegenden Projektarbeit wird nach einer ausführlichen Aufbereitung der theoretischen Grundlagen und aktuellsten Erkenntnisse zum Thema Mitarbeiterjahresgespräch aufgezeigt, wie ein Grundkonzept für eine erfolgreiche Einführung aussieht.

Ziel der Ausarbeitung ist die Beantwortung der folgenden Fragestellungen:

o Welche Rahmenbedingungen müssen vor der Einführung des Mitarbeiterjahresgesprächs erfüllt werden und welcher Informationsstand sollte vorliegen?

o Wie kann das Mitarbeiterjahresgespräch in einer als Einzelunternehmen geführten privaten Rehabilitationsklinik erfolgreich eingeführt werden?

1.3 Methodik

Die Grundlagen dieser Arbeit bilden die Ergebnisse einer systematischen Literaturrecherche zu den Oberbegriffen Mitarbeiterjahresgespräche, Führungsinstrument Mitarbeitergespräch, Personalentwicklung, Organisationsentwicklung und des Studiums weiterführender Literatur unter der besonderen Berücksichtigung der oben genannten Fragestellungen.

Ergänzend konnte der Verfasser der Projektarbeit seine beruflichen Erfahrungen aus fünf Jahren Tätigkeit mit Personalverantwortung in der Hotellerie, 15 Jahren Geschäftsführertätigkeit im Gesundheitswesen und aus der zweijährigen Tätigkeit als Unternehmensberater einfließen lassen. Dieses Wissen wurde durch die Erkenntnisse aus den Studienfächern Human Resources Management und Führung und Organisation hilfreich erweitert.

---

[2] vgl. Hofbauer, Helmut/Winkler, Brigitte: Das Mitarbeitergespräch als Führungsinstrument, München, Wien, 1999, S. 10

2. Das Mitarbeiterjahresgespräch

Laut Definition ist das Mitarbeiterjahresgespräch ein geplantes, inhaltlich vorbereitetes Gespräch zwischen einer Führungskraft und ihrem direkt unterstellten Mitarbeiter, das sich somit von spontanen, aus aktuellen Gegebenheiten geführten Gesprächen unterscheidet.[4] Es soll in regelmäßigen Abständen, üblicherweise jährlich, stattfinden und sozialer Ort der Besprechung allgemeiner Fragen des Beschäftigungsverhältnisses sein, die in der Alltagskommunikation zu wenig Raum erhalten. Dabei handelt es sich beispielsweise um Fragen der Qualität der Aufgabenerfüllung, der Perspektiven der beruflichen Entwicklung, eventuell der Vergütung und des Verhältnisses von Vorgesetzten und Mitarbeitern.[5] Diese Art des Mitarbeitergesprächs soll standardisiert und an die unternehmensspezifischen Anforderungen angepasst werden, um die Leistung und das Potential der einzelnen Mitarbeiter auf der Basis einheitlicher Kriterien einschätzen, analysieren und nachhaltig fördern zu können.

Ziel des Mitarbeiterjahresgesprächs ist es einerseits Bilanz über das vergangene Jahr zu ziehen und andererseits die Zukunft zu planen. Dazu werden in einem partnerschaftlich geführten Dialog unterschiedliche Sichtweisen diskutiert, um als Ergebnis eine einvernehmliche und verbindliche Vorgehensweise zu vereinbaren.

2.1 Vorteile des Mitarbeiterjahresgesprächs

Für die Teilnehmenden am Mitarbeiterjahresgespräch, aber auch reflektierend auf die Kommunikation im gesamten Unternehmen, ergeben sich Vorteile auf der Sachebene und auf der zwischenmenschlichen Ebene[6]:

- **Sachebene:**

  Durch die Mitarbeiterjahresgespräche erfolgt eine Abstimmung der strategischen mit der operativen Planung. Der hierarchie-übergreifende Wissensaustausch wird gefördert und die Ergebnismessung transparenter.

---

[4] vgl. Hofbauer, Helmut/Winkler, Brigitte: Das Mitarbeitergespräch als Führungsinstrument, München, Wien, 1999, S. 2

[5] vgl. Kasper, Helmut/Mayrhofer, Wolfgang (Hrsg.): Personalmanagement, Führung, Organisation, Wien, 2002, S. 385

[6] vgl. Mentzel, Wolfgang: Mitarbeitergespräche: Mitarbeiter motivieren, richtig beurteilen und effektiv einsetzen, Freiburg, 2000, S. 162f.

Die Mitgestaltungsmöglichkeiten und der eigenverantwortliche Handlungsspielraum werden erweitert, was zu einer verstärkten Identifikation der Mitarbeiter mit ihren Arbeitsinhalten und in weiterer Folge mit den Unternehmenszielen führt.

- o **Beziehungs- und Orientierungsebene:**
  Der Austausch über die individuellen Bedürfnisse und das Erleben der Arbeitssituation während eines Mitarbeiterjahresgesprächs fördert generell eine offenere Kommunikation im Unternehmen, da sich Vertrauen aufbauen kann und sich die Gesprächspartner besser kennen lernen. Die positiven Folgen sind mehr Verständnis für die Situation des Anderen und damit generell eine bessere Zusammenarbeit und eine Minimierung von Reibungsverlusten. Ein wesentlicher Effekt eines erfolgreichen Gesprächs sollte mehr Freude an der Arbeit sein.

In weiterer Folge ergeben sich Synergieeffekte zwischen der Beziehungs- und Orientierungsebene und der Sachebene, die eine Verbesserung der Arbeitsqualität und eine Erhöhung der Leistungsbereitschaft der Mitarbeiter auslösen. So wird eine positive Veränderung der Führungskultur des Unternehmens ermöglicht.[7]

2.2 Themen des Mitarbeiterjahresgesprächs[8]

Die beiden Hauptblickrichtungen des Mitarbeiterjahresgespräches sind die Rückschau und die Vorausschau.

Die folgenden Themenkreise bilden den Inhalt des Gesprächs:

- o Rückschau auf die Aufgaben, Ziele und Ergebnisse des vergangenen Jahres
- o Stärken, Interessen und Entwicklungspotentiale
- o Einschätzung der Zusammenarbeit und Führung
- o Vereinbarung von Zielen, Aufgaben und Ergebniskriterien für das kommende Jahr
- o Vereinbarung von Aus- und Weiterbildungsmaßnahmen

Ein solches Instrument erfolgreich einzuführen, stellt an das Unternehmen und die durchführenden Führungskräfte und Mitarbeiter hohe Ansprüche.[9]

---

[7] vgl. Kießling-Sonntag, Jochem: Mitarbeitergespräche, Berlin, 2000, S. 240
[8] Ebda., S. 239
[9] Ebda., S. 239

Darüber sollten sich alle Beteiligten bewusst sein und entsprechend sensibel mit diesem Thema umgehen.

2.3 Bestandteile des Mitarbeiterjahresgesprächs

Das Mitarbeiterjahresgespräch vereinigt in einer einzigen Gesprächssituation dialogisch orientierte Formen des Zielvereinbarungs-, Entwicklungs- und Beurteilungsgespräches.[10] Durch diese Kombination ergibt sich aus diesem Gespräch ein Nutzen für die strategische Orientierung, die Personalführung und die Personalentwicklung.

2.3.1 Beurteilungsgespräch

In diesem Teil des Gesprächs werden die Leistungen des Mitarbeiters bezogen auf den vergangenen Arbeitzeitraum beurteilt. Beide Gesprächspartner beschreiben ihre Einschätzung der erbrachten Mitarbeiterleistungen. Einerseits werden Stärken und Erfolge angesprochen, andererseits werden Gründe untersucht, warum Ziele nicht erreicht wurden.

Das Beurteilungsgespräch verfolgt das Ziel, dem Mitarbeiter positive Impulse zu geben, Lerneffekte zu erzielen und geeignete Maßnahmen für die Zukunft festzulegen. Die Führungskraft anerkennt gute Leistungen, äußert aber auch berechtigte Kritik, um so dem Mitarbeiter Hilfestellung bei der Weiterentwicklung seiner Fähigkeiten zu geben.[11]

Beide Gesprächspartner bereiten das Gespräch unabhängig voneinander vor, um ein Selbst- und Fremdbild zu erhalten. Zusätzlich werden die Leistungen des Mitarbeiters als Belege herangezogen, besonders dann, wenn keine Übereinstimmung vorliegt. Da in diesem Gespräch der Fokus auf der Weiterentwicklung des Mitarbeiters liegt, ist die Diskussion abweichender Einschätzungen weniger konfliktträchtig.

---

[10] vgl. Kießling-Sonntag, Jochem: Mitarbeitergespräche, Berlin, 2000, S. 239
[11] vgl. Hofbauer, Helmut/Winkler, Brigitte: Das Mitarbeitergespräch als Führungsinstrument, München, Wien, 1999, S. 33

2.3.2 Entwicklungs- und Förderungsgespräch

Im Entwicklungs- und Förderungsgespräch werden die Vorstellungen der Führungskraft und des Mitarbeiters in Bezug auf die beruflichen Entwicklungsmöglichkeiten des Mitarbeiters unter Berücksichtigung der betrieblichen Fördermöglichkeiten abgeglichen.[12]

Der Führungskraft bietet sich die Möglichkeit, die individuelle Karriereplanung des Mitarbeiters kennen zu lernen. Dem Mitarbeiter werden seine berufliche Perspektive und seine Rolle im Gesamtkonzept der Unternehmensentwicklung aufgezeigt. Nicht zu unterschätzen ist die motivierende Wirkung dieses Gesprächs, da es dem Mitarbeiter signalisiert, dass seine langfristige Entwicklung dem Unternehmen wichtig ist und das Unternehmen deshalb bereit ist, in ihn zu investieren.

Als Gesprächsgrundlage werden die herausgearbeiteten Stärken und Schwächen aus dem vorhergehenden Beurteilungsgespräch herangezogen. Gemeinsam werden Qualifizierungsmaßnahmen und ein konkreter Zeitrahmen festgelegt, um die Kompetenzen des Mitarbeiters weiter zu entwickeln und mögliche Schwächen abzubauen.

2.3.3 Zielvereinbarungsgespräch

Im Gegensatz zur Zielvorgabe, bei dem der Mitarbeiter wenig Einfluss auf die Zielgestaltung hat, werden bei der Zielvereinbarung von der Führungskraft und dem Mitarbeiter gemeinsam verbindliche Ziele und Beurteilungskriterien im Dialog erarbeitet und festgelegt.[13] Aufgrund der kooperativen Vorgehensweise wird sichergestellt, dass sich der Mitarbeiter mit den formulierten Zielen identifizieren kann.

Um die Voraussetzungen zu schaffen, dass die Ziele zu erreichen sind, ist es hilfreich, sich bei der Erstellung des Anforderungsprofils an der SMART-Regel zu orientieren [14]:

- o **S**pezifisch: Welche konkreten Zielsetzungen bestehen?

---

[12] vgl. Hofbauer, Helmut/Winkler, Brigitte: Das Mitarbeitergespräch als Führungsinstrument, München, Wien, 1999, S. 20-23
[13] Ebda., S. 35f.
[14] vgl. Witt, Jürgen/Ulbrich, Mark: Das Konzept „Mitarbeiter im Dialog" (MID). Ein wichtiger Baustein der interaktiven Führung, Heidelberg, 2003, S. 56

o **Messbar:** Festlegung der Parameter zur Beurteilung der Zielerreichung und genaue Definition dieser in der Zielvereinbarung.

o **Anspruchsvoll:** Die Ziele müssen eine Herausforderung darstellen!

o **Realistisch:** Die Ziele müssen mit dem vorhandenen Potential und den zur Verfügung stehenden Mitteln erreichbar sein.

o **Terminiert:** Bis wann sollen die Ziele erreicht werden?

In Abhängigkeit vom angestrebten Ergebnis können drei verschiedene Zielarten unterschieden werden: [15]

o **Aufgabenbezogene Ziele:**

Diese Ziele beziehen sich auf die Tätigkeit des Mitarbeiters und seine konkreten Aufgaben im Unternehmen und sind anhand von Zahlen, Daten und Fakten quantitativ messbar.

Beispiel:

Eine Zielvereinbarung mit den angestellten, im Bereich Therapieverordnungen eingesetzten Ärzten sieht vor, als Beitrag zum Abbau der hohen Personalkosten in der Physiotherapie, den Anteil an Einzelbehandlungen im kommenden Jahr um 8 % zu reduzieren. Um die Gesamtzahl der Therapien trotzdem auf dem vorhandenen Niveau zu halten, sollen im Ausmaß der reduzierten Einzeltherapien nun Gruppentherapien verordnet werden.

o **Verhaltensbezogene Ziele:**

Inhalt dieses Ziels ist die Förderung gewünschter Verhaltensweisen des Mitarbeiters zur Erfüllung seines Aufgabenbereichs. Bei diesem Ziel kann das Verhalten im Kundenkontakt, im Kontakt mit Geschäftspartnern oder auch im Umgang mit Kollegen und Vorgesetzten reflektiert werden.

Da es sich generell um Gründe handelt, die die Persönlichkeitsstruktur des Mitarbeiters betreffen, ist es sinnvoll, die Ziele und den Nutzen einer Verhaltensanpassung genau zu erläutern.

---

[15] vgl. Hofbauer, Helmut/Winkler, Brigitte: Das Mitarbeitergespräch als Führungsinstrument, München, Wien, 1999, S. 55f.

Dadurch kann in diesem sensiblen Bereich sichergestellt werden, dass der Mitarbeiter den Sinn der Veränderung erkennt und das Ziel akzeptiert.

Da die Umsetzung und die Messung von verhaltensbezogenen Zielen nicht so einfach ist, sollten mit dem Mitarbeiter Hilfestellungen vereinbart werden, z. B. in Form von regelmäßigen Feedbackgesprächen oder der Durchführung von Stichproben, die in der Zielvereinbarung fixiert werden. Die Ergebnisse werden dann zusammen mit dem Mitarbeiter interpretiert.

Beispiel:

Mit den Mitarbeitern der Patientenaufnahme wird vereinbart, dass die Patienten immer mit ihrem Namen angesprochen werden, spätestens nach dem dritten Klingeln das Telefon abgehoben wird und Patientenanfragen innerhalb eines Tages zu beantworten sind.

o **Entwicklungsbezogene Ziele:**

Diese Zielart betrifft die Konkretisierung der Aus- und Weiterbildungsoptionen des Mitarbeiters in Bezug auf seine beruflichen Perspektiven. Dabei sollen sowohl die Wünsche des Mitarbeiters, aber auch seine Rolle im Gesamtkontext der Unternehmensentwicklung berücksichtigt werden.

Beispiel:

Einige Mitarbeiter des ärztlichen, pflegerischen und therapeutischen Dienstes würden gerne ihre Fremdsprachenkenntnisse erweitern oder eine neue Fremdsprache erlernen. Aufgrund der zunehmenden Anzahl russischer Patienten wird die innerbetriebliche Durchführung eines Russischsprachkurses, in Verbindung mit einer Praktikumsmöglichkeit in einer russischen Klinik, vereinbart.

2.4 Die Rolle der Führungskraft im Mitarbeiterjahresgespräch

Die Führungskräfte nehmen bei der Gesprächsführung generell eine Schlüsselrolle ein. Es liegt in ihrer Verantwortung, die Struktur und den Verlauf der Gespräche vorzugeben und auf die Erzielung konkreter Gesprächsergebnisse zu lenken.[16]

---

[16] vgl. Kießling-Sonntag, Jochem: Mitarbeitergespräche, Berlin, 2000, S. 45

Zu ihren Hauptaufgaben zählt, mit den Mitarbeitern Ziele zu vereinbaren, die sowohl die Interessen des Unternehmens als auch die Interessen der Mitarbeiter ausreichend berücksichtigen. Dazu müssen die Führungskräfte das Entwicklungspotential der Mitarbeiter beurteilen können und die Stärken und Schwächen im Gespräch herausarbeiten, um so eine optimale individuelle Förderung sicher zu stellen. Abschließend müssen sie dann die Zielerreichung bewerten. Zur erfolgreichen Bewältigung dieses komplexen Aufgabenbereichs bedarf es einer umfassenden Schulung dieser Führungskräfte.

3. Vorbereitende Maßnahmen zur Einführung des Mitarbeiterjahresgesprächs

Der nächste Schritt nach der Aufarbeitung der theoretischen Inhalte zum Mitarbeiterjahresgespräch ist die grundsätzliche unternehmensinterne Festlegung, welchen Stellenwert dieses Gespräch als Teil der Unternehmensstrategie erhalten soll. Welche Ziele mit der Einführung verfolgt werden und wie die Rahmenbedingungen aussehen, diese Entscheidungen obliegen der Geschäftsleitung.[17] Diese Vorgaben sollten um den nachfolgenden Katalog von Empfehlungen zur Durchführung der Gespräche ergänzt werden, um damit die Implementierungsphase zu erleichtern und zu beschleunigen.

Die Gesamtinformationen werden anschließend von der Geschäftsleitung zusammen mit einer kurzen Darstellung der theoretischen Inhalte in schriftlicher Form veröffentlicht oder wenn möglich, im Rahmen einer gemeinsamen Informationsveranstaltung allen Beteiligten näher gebracht. Dadurch wird eine einheitliche gemeinsame Arbeitsgrundlage geschaffen, für Transparenz bezüglich der Einführung dieses Führungsinstruments gesorgt und der Abbau möglicher Ängste oder Vorbehalte unterstützt.

3.1 Gesprächsgrundsätze

Für die Durchführung eines Mitarbeiterjahresgesprächs gelten folgende Grundsätze, die für alle Beteiligten allgemeinverbindlich festgesetzt und veröffentlicht werden:

o Das Gespräch wird grundsätzlich als Einzelgespräch durchgeführt.
o Es findet zwischen Mitarbeiter und Führungskraft statt.

---

[17] vgl. Kießling-Sonntag, Jochem: Mitarbeitergespräche, Berlin, 2000, S. 258

o Für jedes Gespräch wird ausreichend Zeit eingeplant.

o Das Gespräch wird regelmäßig jedes Jahr durchgeführt.

o Im Gespräch wird eine Reflexion des Arbeitsprozesses vorgenommen.

o Alle Aussagen über das Leistungsverhalten gehen von der Tätigkeit und von der Aufgabenstellung aus. Dabei erhalten Mitarbeiter und Führungskraft tätigkeitsbezogene Rückmeldungen.

o Dabei geht es um die Leistung und das Verhalten, nicht um die Person.

o Die Ergebnisse, Zielvereinbarungen und konkreten Maßnahmen werden gemeinsam schriftlich festgehalten.

o Das jährliche Mitarbeitergespräch dient dem Rückblick, der Standortbestimmung und der Zukunftsplanung.

3.2 Grundsatzentscheidungen der Geschäftsführung

Vor der Implementierung des Mitarbeiterjahresgesprächs sind die folgenden Fragen von der Geschäftsleitung zu beantworten und damit die Rahmenbedingungen festzulegen: [18]

o Welchen Einfluss haben die Ergebnisse der Mitarbeiterjahresgespräche auf die zukünftige strategische Unternehmensplanung?

o Wann werden die Gespräche turnusmäßig durchgeführt?

o Welcher Zeitrahmen steht für die Gespräche zur Verfügung?

o Welche Führungskräfte führen die Gespräche durch?

o Wird die Ausschüttung variabler Gehaltsbestandteile an das Instrument gekoppelt?

o Welche Zielsetzungen und Erwartungen werden mit der Einführung der Mitarbeiterjahresgespräche verknüpft?

o Welcher Stellenwert wird den Ergebnissen der Gespräche im Rahmen der Personalentwicklung des Unternehmens eingeräumt?

o Wird die Ein- und die Durchführung des Instruments mit unternehmenseigenen Ressourcen oder mit externen Beratern realisiert?

---

[18] vgl. Kießling-Sonntag, Jochem: Mitarbeitergespräche, Berlin, 2000, S. 258

3.3 Hinweise zur Gesprächsvorbereitung

Eine Gesprächsvorbereitung sollte sowohl von der Führungskraft als auch vom Mitarbeiter durchgeführt werden. Hierfür ist beiden ausreichend Zeit zu gewähren durch eine frühzeitige Terminierung des Gesprächs.

Bei der Vorbereitung für das Mitarbeiterjahresgespräch sind die folgenden Faktoren zu berücksichtigen:[19]

o **Inhaltliche Vorbereitung**

Die Basis für ein förderliches Sachgespräch bilden sämtliche Informationen, die für das Gespräch wichtig sein könnten, wie z. B. Dokumentationen vorhergehender Gespräche, die Personalakte des Mitarbeiters, die schriftlich formulierten inhaltlichen Vorstellungen beider Gesprächsteilnehmer, sonstige wichtige Aufzeichnungen oder Dokumente, die die beiden Gesprächspartner als wichtig erachten.

o **Organisatorische Vorbereitung**

Bei der organisatorischen Vorbereitung sind vier Fragestellungen zu beachten:

o Wo findet das Gespräch statt?

Wahl einer störungsfreien, möglichst vertrauten Umgebung

o Zu welcher Tageszeit wird das Gespräch durchgeführt?

Zeitpunkt der optimalen Aufnahmefähigkeit wählen: vormittags

o Wie viel Zeit wird für das Gespräch benötigt?

Vermeidung von Zeitdruck

o Welche Hilfsmittel werden benötigt?

Informationsunterlagen aus der inhaltlichen Vorbereitung, Aufzeichnungshilfsmittel, Erfrischungsgetränke, etc.

o **Methodische Vorbereitung**

Obwohl der konkrete Gesprächsverlauf nicht vorhersehbar ist, sollten beide Gesprächspartner den vermutlichen Gesprächsverlauf gedanklich durchgehen und sich soweit wie möglich, auf das Persönlichkeitsprofil und die Reaktionen des Gegenübers einstellen.

---

[19] vgl. Witt, Jürgen/Ulbrich, Mark: Das Konzept „Mitarbeiter im Dialog" (MID). Ein wichtiger Baustein der interaktiven Führung, Heidelberg, 2003, S. 51f.

o **Psychologische (mentale) Vorbereitung**

Hier ist es besonders wichtig, mit einer positiven Einstellung in das Gespräch zu gehen. Mögliche Vorbehalte und Ängste sind soweit wie möglich abzuschwächen, um ein erfolgreiches Gespräch führen zu können. Voraussetzung dafür ist ein guter Informationsstand der beiden Beteiligten.[20] Bei der Vorbereitungsplanung sollte beachtet werden: Je weniger Erfahrung die Gesprächsteilnehmer mit derartigen Gesprächen haben, desto ausführlicher sollte die Vorbereitung sein. Es gilt allerdings auch, dass zuviel Vorbereitung eher kontraproduktiv ist, da nicht alles planbar ist und die Beweglichkeit verloren gehen könnte.[21]

---

[20] vgl. Breisig, Thomas: Personalbeurteilung – Mitarbeitergespräch – Zielvereinbarungen: Grundlagen, Gestaltungsmöglichkeiten und Umsetzung in Betriebs- und Dienstvereinbarungen, Frankfurt am Main, 2001, S. 131f.
[21] vgl. Kießling-Sonntag, Jochem: Mitarbeitergespräche, Berlin, 2000, S. 45

3.4 Musterformular für das Mitarbeiterjahresgespräch

Gesprächspartner

Mitarbeiter/in	Führungskraft
Name	Name
Bereich, Funktion	Bereich, Funktion
Datum des Gesprächs	Datum des **letzten** Gesprächs

1. Rückschau auf die Aufgaben, Ziele und Ergebnisse des vergangenen Jahres

Aufgaben und Projekte, mit denen sich der Mitarbeiter im vergangenen Jahr beschäftigt hat:	Kommentare und Bemerkungen zum Ergebnis:
Ziele, die für das vergangene Jahr vereinbart wurden:	Kommentare und Bemerkungen zum Ergebnis:

2. Stärken, Interessen und Entwicklungsbedarf

Gesprächsergebnis:

3. Einschätzung von Zusammenarbeit und Führung

Gesprächsergebnis / Maßnahmen im Hinblick auf die Zusammenarbeit zwischen Mitarbeiter und Führungskraft:

Gesprächsergebnis / Maßnahmen im Hinblick auf die Zusammenarbeit und den Umgang des Mitarbeiters mit Kollegen, Patienten, Gästen, Kostenträgern usw.:

4. Vereinbarung von Zielen, Aufgaben und Ergebniskriterien für das kommende Jahr

Ziele und Aufgabenschwerpunkte:	Messkriterien:

5. Vereinbarung über Entwicklungsmaßnahmen

Maßnahmen am Arbeitsplatz:	Termin / Zeitrahmen:
Weiterbildungsmaßnahmen, Schulung, Training:	Termin / Zeitrahmen:
Datum - Unterschrift Mitarbeiter	Datum - Unterschrift Führungskraft

Wir bitten um ein ergänzendes Gespräch mit der Geschäftsleitung: ja ___ nein ___

Tabelle 1: in Anlehnung an Kießling-Sonntag, Jochem: Mitarbeitergespräche, Berlin, 2000 S. 250- 252

3.5 Empfehlungen zur Gesprächsdurchführung

Für eine erfolgreiche und effektive Durchführung des Mitarbeiterjahresgesprächs ist eine einheitliche Gesprächsstruktur erforderlich. Die Führung des Gesprächs obliegt der Führungskraft, d. h. sie eröffnet und beendet das Gespräch und ist für den geordneten Gesprächsverlauf verantwortlich. [22]

Strukturierte Gesprächsführung Mitarbeiterjahresgespräch

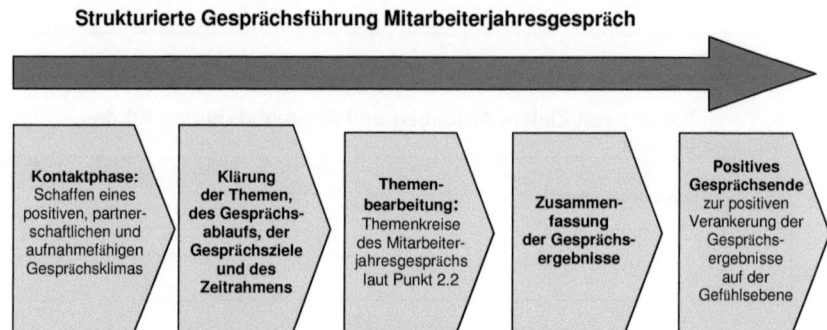

Abb. 1: in Anlehnung an Kießling-Sonntag, Jochem: Mitarbeitergespräche, Berlin, 2000, S. 46, Abb. 4.1: Übersicht über die Gesprächsphasen

---

3.6 Hinweise zur Nachbereitung und Dokumentation

Die wichtigste Maxime für die Nachbereitung der Gespräche ist, gegebene Zusagen und Unterstützungsmaßnahmen einzuhalten. Auf der einen Seite schafft es Vertrauen des Mitarbeiters in die Verlässlichkeit der Führungskraft, auf der anderen Seite kann die Führungskraft dann diesen Anspruch auch berechtigterweise an den Mitarbeiter stellen.[23]

Trotzdem sollte es selbstverständlich sein, dass die Führungskraft sich von Zeit zu Zeit über den Stand der Entwicklung der vereinbarten Punkte im Rahmen der üblichen betrieblichen Kommunikation erkundigt. Dies signalisiert zusätzlich das persönliche Interesse der Führungskraft am Mitarbeiter auch über das Jahresgespräch hinaus.

---

[22] vgl. Kießling-Sonntag, Jochem: Mitarbeitergespräche, Berlin, 2000, S. 45
[23] Ebda., S. 52 und 53

Außerdem kann sich die Führungskraft so Transparenz über den unterjährigen Entwicklungsstand verschaffen und es besteht die Möglichkeit, bei Bedarf unterstützend einzugreifen.

Die im Fragebogen dokumentierten Gesprächsergebnisse erhalten die beiden Gesprächspartner und ein Exemplar erhält die Personalabteilung oder die Geschäftsführung für die Personalakte. Eventuell darüber hinausgehende Notizen, die während oder nach dem Gespräch angefertigt werden, sollten bei der Führungskraft verbleiben. Deshalb ist es sinnvoll, ein geeignetes personenbezogenes System für die Archivierung zu finden.

Eine gute Dokumentation erleichtert es, komplexe Vorgänge auch nach längerer Zeit nachzuvollziehen und erhöht die Chance auf eine erfolgreiche Umsetzung der Gesprächsergebnisse.[24]

4. Schritte zur Implementierung des Mitarbeiterjahresgesprächs

Nach der sorgfältigen Vorbereitung des Themas Mitarbeiterjahresgespräche und der Information aller Beteiligten kann mit der Implementierung begonnen werden. Bei diesem Prozess ist auf eine sorgfältige Umsetzung zu achten, um das Mitarbeiterjahresgespräch als langfristiges und Gewinn bringendes Erfolgsinstrument zu etablieren.[25]

4.1 Projektgruppenbildung

Bei der Bildung der Projektgruppe ist darauf zu achten, dass es sich um eine heterogene Zusammensetzung handelt, die allen Mitarbeitergruppen des Unternehmens gerecht wird. In kleineren und mittleren Unternehmen sollten dazu die Abteilungsleiter oder deren Stellvertreter, ein Vertreter der Personalabteilung, die Arbeitnehmervertretung, weitere interessierte Mitarbeiter und eventuell ein externer Berater gehören. Die Geschäftsleitung sollte im Bedarfsfall hinzugezogen werden.

Aufgaben der Projektgruppe: [26]

  o Sichtung, Auswertung und Verarbeitung vorhandener Literatur sowie bereits erarbeiteter Ergebnisse und der Vorgaben der Geschäftsleitung.

---

[24] vgl. Kießling-Sonntag, Jochem: Mitarbeitergespräche, Berlin, 2000, S. 53
[25] Ebda., S. 257
[26] Ebda., S. 259

o Sichtung vorliegender Umsetzungsbeispiele anderer Unternehmen.

o Anpassung des vorhandenen Musterformulars für das Mitarbeiterjahresgespräch an die Bedürfnisse des eigenen Unternehmens und der Beteiligten.

o Erstellen eines kurzen Leitfadens mit Informationen und Empfehlungen zur
   Durchführung der Gespräche.

o Planung einer abschließenden Informationsveranstaltung mit Moderation und
   Diskussionsmöglichkeit oder gegebenenfalls von Workshops, auf denen das
   ausgearbeitete Material vorgestellt wird.

o Anschließende Konzeption von Schulungsmaßnahmen durch interne
   erfahrene Mitarbeiter oder durch externe Trainer, um erstens vorhandene
   Unsicherheiten oder Defizite abzubauen und zweitens um eine einheitliche
   Grundlage für die professionelle Gesprächsdurchführung zu schaffen.

o Abstimmung der o. g. Ausarbeitungen mit der Geschäftsleitung.

4.2 Schulungsmaßnahmen

Wie schon im vorhergehenden Punkt angesprochen, bildet die themenbezogene
Schulung aller Beteiligten, vor der Einführung der Mitarbeiterjahresgespräche, die
Grundlage für eine erfolgreiche Implementierung und die langfristige Nutzung der
Ergebnisse für die Unternehmensentwicklung.

Bei der Konzeption der Schulungsmaßnahmen muss beachtet werden, dass die
Beteiligten über unterschiedliche Wissensstände und Erfahrungen zum Thema
verfügen und somit auf dem jeweiligen Stand aufzubauen ist. Da die Beteiligten
zusätzlich in verschiedenen Hierarchieebenen tätig sind, ist auch dieser Faktor
entsprechend zu berücksichtigen. Ebenso sind die Schulungsinhalte und -ziele in
Bezug auf den jeweiligen Verantwortungsbereich des Einzelnen bereits bei der
Planung festzulegen.

4.3 Schulungsgruppen

Wesentlich bei der Schulungsplanung ist die Entscheidung über die
Zusammensetzung der Schulungsgruppen. Dabei bieten sich zwei Alternativen an:[27]

---

[27] vgl. Bechinie, Ernst: Kooperative Mitarbeitergespräche – Ein Erfahrungsbericht zur
Einführung und Praxis in einem Dienstleistungsunternehmen, in: Selbach, Ralf/Pulig,
Karl-Klaus (Hrsg.): Handbuch Mitarbeiterbeurteilung, Wiesbaden, 1992, S. 60

Die Mitarbeiter und die Führungskräfte werden abteilungsweise gemeinsam geschult. Daraus ergibt sich der Vorteil, dass die Gespräche mit den späteren Partnern in geschützter Atmosphäre unmittelbar vorbereitet und geübt werden können. Bei dieser Form bieten sich besonders Rollenwechsel an, um durch das Erleben der anderen Rolle das gegenseitige Verständnis zu fördern. Weitere Vorteile dieser Variante sind die Verteilung der Verantwortung auf alle an den Gesprächen beteiligten Personen sowie die Förderung der Kommunikation in den Schulungsgruppen. Damit verbunden sind kurzfristige positive Auswirkungen auf die Kommunikation in den Abteilungen und langfristig die Verbesserung der Kommunikation im gesamten Unternehmen.

Alternative 2:

Die Schulungen werden in hierarchisch homogenen Gruppen durchgeführt. Zuerst werden die Führungskräfte geschult, die Personalverantwortung tragen und die die Mitarbeitergespräche in Zukunft durchführen. Diese erwerben die Qualifikation zur Gesprächsführung und tragen später die Hauptverantwortung für den Gesprächsverlauf und den Erfolg. In weiterer Folge werden die Teamleitungen und die Mitarbeiter ohne Personalverantwortung separat in Grundlagenseminaren geschult.

Der Vorteil dieser Variante sind die im Vergleich zu Variante 1 geringeren Kosten, da nur die Führungskräfte intensiv und zeitlich umfangreich geschult werden müssen und die anderen Mitarbeiter nur kurze Grundlagenseminare erhalten. Da damit der Hauptverantwortungsbereich auf der Seite der Führungskräfte liegt, sollte sich die Geschäftsleitung sicher sein, dass ihre Führungskräfte über die dafür nötige hohe Führungsqualität und ausreichende Erfahrung verfügen.

4.4 Inhalte und Rahmenbedingungen

Im Folgenden werden zur Orientierung einige Eckpunkte zu den Inhalten, dem zeitlichen Rahmen und den Gruppengrößen aufgelistet, die bei der Planung der Schulungsmaßnahmen zu Alternative 1 und Alternative 2 hilfreich sind.

zu Alternative 1:[28]

- o Inhalte:
    - o Aktives Training der Gesprächsführung

- o Erleben der jeweils anderen Rolle Mitarbeiter oder Führungskraft durch Rollentausch
- o Aufzeichnung und Wiedergabe mit der Videoanlage zur Veranschaulichung und Erleben des individuellen Verhaltens
- o Vermittlung von Fähigkeiten in den Bereichen: Gesprächsstrukturierung, Fragetechniken, aktives Zuhören, Rückmeldung geben und empfangen, Beziehungskommunikation, Methodik der Zielvereinbarung und Zielbewertung, Konfliktmanagement
- o Dauer der einzelnen Schulungsinhalte: nicht unter zwei Tagen
- o Größe der Seminargruppe: maximal zehn Teilnehmer

zu Alternative 2:

Nur die Führungskräfte nehmen an Schulungsmaßnahmen teil, die sich inhaltlich und bei den Rahmenbedingungen an der Alternative 1 orientieren. Zu entscheiden ist, ob den Seminaren ein größerer zeitlicher Rahmen zugebilligt wird, um die einzelnen Inhalte intensiver üben zu können.

Die Schulung der Teamleiter und der anderen Mitarbeiter sollte folgende Grundlagen haben:

- o Inhalte:
  - o Detaillierte Darstellung der Inhalte und der Zielsetzung der Mitarbeiterjahresgespräche - „Überzeugungsarbeit" für dessen Annahme
  - o Besprechung und Diskussion von Vorbehalten[29]
  - o Grundlagenvermittlung durch Präsentation und Diskussion der Themen:
    - o Rolle des Mitarbeiters beim Mitarbeiterjahresgespräch
    - o Checkliste bzw. Fragenkatalog zur Vorbereitung des Mitarbeiters auf das Gespräch mit den Punkten:[30]
      - Wie erleben Sie die Arbeitsbeziehung mit Ihrem Vorgesetzten?
      - Erfreuliche oder belastende Situationen im vergangenen Jahr
      - Änderungswünsche im Hinblick auf die Zusammenarbeit

---

[28] vgl. Kießling-Sonntag, Jochem: Mitarbeitergespräche, Berlin, 2000, S. 259
[29] vgl. Kießling-Sonntag, Jochem: Mitarbeitergespräche, Berlin, 2000, S. 259
[30] Ebda., S. 245 und 246

- Rückschau auf die Aufgaben, Ziele, Ereignisse des letzten Jahres
- Stärken, Schwächen und Entwicklungsbedarf
- Einschätzung von Zusammenarbeit und Führung
- Ziele, Aufgaben und Ergebniskriterien für das kommende Jahr
- Vorstellungen über geeignete Entwicklungsmaßnahmen
  - o Eigenverantwortliche Umsetzung und Überprüfung der vereinbarten Gesprächsinhalte durch den Mitarbeiter
- o Dauer der Grundlagenschulung: ½ - 1 Tag
- o Gruppengröße: bis zu 30 Teilnehmer

Zum Abschluss beider Schulungsalternativen sollten den Teilnehmern Ansprechpartner für Fragen bei auftretenden Problemen mit dem neuen Instrument genannt werden. Bei diesen Personen sollte es sich um Mitarbeiter handeln, die schon aus einem anderen Arbeitsverhältnis über entsprechende Erfahrungen verfügen oder für diese Tätigkeit geschult werden. Alternativ können externe Berater beauftragt werden. Diese Kontaktpersonen sollten speziell kurz vor, während und direkt nach den vorgesehenen Gesprächszyklen für die Mitarbeiter jederzeit erreichbar sein.

Für den Fall, dass innerbetrieblich das Medium Intranet besteht, ist es förderlich, ein Forum zum Thema Mitarbeiterjahresgespräch einzurichten. In diesem Forum können die Beteiligten ihre Erfahrungen austauschen, Fragen und Probleme kommunizieren und zusammen mit anderen Beteiligten Antworten und Lösungsansätze erarbeiten. Vorteilhaft dabei ist die zeitliche und örtliche Ungebundenheit.

Die Projektgruppenmitglieder und die Geschäftsleitung erhalten damit eine Übersicht über häufige Frage- und Problemstellungen und können diese als Anregungen für ergänzende Schulungsmaßnahmen nutzen.

4.5 Erster Gesprächszyklus, Auswertung und Optimierung

Nach Abschluss aller o. g. vorbereitenden Maßnahmen kann mit der Durchführung der ersten Gesprächsrunden begonnen werden. Empfehlenswert ist der Start auf der höchsten betrieblichen Führungsebene, d. h. in der Regel in kleineren und mittleren Rehabilitationskliniken zwischen Geschäftsleitung und Abteilungsleitern.

Anschließend folgen die Gespräche in der nächsten Hierarchieebene zwischen Abteilungsleitern und Teamleitern. Abschließend werden die Gespräche zwischen den Teamleitern und den anderen Mitarbeitern durchgeführt.

Am Schluss der Implementierung steht die Auswertung und Optimierung des Instruments Mitarbeiterjahresgespräch nach den folgenden Gesichtspunkten:[31]

o Wie wurde die Einstimmung und Vorbereitung auf die Einführung des neuen Führungsinstruments Mitarbeiterjahresgespräch von den Beteiligten erlebt?

o Wie sah die Erwartungshaltung der Beteiligten gegenüber der Einführung des Mitarbeiterjahresgesprächs aus?

o Welche Erwartungen wurden erfüllt? Welche konnten nicht erfüllt werden?

o Wie hoch ist die Zufriedenheit der Beteiligten mit den Gesprächsergebnissen?

o Wie wurden der Gesprächsrahmen und die Atmosphäre erlebt?

o Waren der Umfang und der Inhalt der Schulungsmaßnahmen ausreichend?

o Konnten die gelernten Inhalte in den Gesprächen genutzt werden?

o Welche Erfahrungen wurden im Bereich Dokumentation gesammelt?

o Wie wird der Wert des Mitarbeitergesprächs für den Einzelnen und der Nutzen für die Unternehmensentwicklung eingeschätzt?

Um diese Punkte abzufragen, eignen sich verschiedene Methoden, wie zum Beispiel Fragebögen, Gruppeninterviews oder moderierte Workshops.[32]

Im Sinne der Qualitätsverbesserung werden die abgefragten Informationen nach jedem Durchführungszyklus ausgewertet und aufgearbeitet.

Die gewonnenen Erkenntnisse, sinnvolle Korrekturen und mögliche Verbesserungen werden von der Projektgruppe in Abstimmung mit der Geschäftsleitung zur Optimierung des Instruments verwendet.

5. Diskussion der Ergebnisse

In den vergangenen Jahren gab es um Kosten zu sparen eine Vielzahl kurzfristig angelegter Veränderungen im deutschen Gesundheitswesen. Diese betrafen und betreffen auch aktuell in besonderem Maße die privat geführten Rehabilitationskliniken.

---

[31] vgl. Kießling-Sonntag, Jochem: Mitarbeitergespräche, Berlin, 2000, S. 260
[32] Ebda., S. 260

Zu diesen einschneidenden Veränderungen gehörten Streichungen bei den Rehabilitationsansprüchen der Versicherten, Verkürzungen der Aufenthaltsdauern, stagnierende Pflegesätze, die Praxis der Versicherungen, zuerst die eigenen Rehabilitationseinrichtungen zu belegen, sowie ein erhöhter Pflegebedarf bei den Rehapatienten durch verkürzte Liegezeiten in den Krankenhäusern. Als Konsequenz daraus ergaben sich ein harter Wettbewerb der privaten Kliniken um jeden einzelnen Patienten und um die Gunst der Kostenträger sowie steigende Kosten. Gleichzeitig war eine Steigerung der Versorgungsqualität und der Leistungsfähigkeit nötig.

Eine der wichtigsten Ressourcen, um erfolgreich diese Veränderungsprozesse zu überstehen, ist das Personal eines Betriebs. Die Anpassung der Arbeitsprozesse und die zunehmende Komplexität der Aufgaben verlangen von Mitarbeitern und Führungskräften ein hohes Maß an Veränderungsbereitschaft, Flexibilität und Innovationsfähigkeit. Besonders die Führungskräfte müssen sich ständig in den Bereichen Führungskompetenz, Kommunikation und Motivation weiterentwickeln und neu einstellen.

Ein Führungs- und Personalentwicklungsinstrument wie das Mitarbeiterjahres-gespräch schafft eine gute jährliche Grundlage, diese gestiegenen Anforderungen zu bewältigen. Professionell gestaltet dient es der Verbesserung des Vorgesetzten-Mitarbeiter-Verhältnisses, fördert die Offenheit, das gegenseitige Verständnis und erleichtert so die Zusammenarbeit. Die Basis für die erfolgreiche Zusammenarbeit ist hier der direkte Kontakt von Mensch zu Mensch. In diesem Gespräch können Ideen erzeugt, Sichtweisen ausgetauscht, Strategien und Bedürfnisse koordiniert werden und auch Gefühle gezeigt werden.[33]

Angesichts vieler positiver Argumente für das Mitarbeiterjahresgespräch wird häufig nicht ausreichend gewürdigt, dass es auch eine Reihe von Unsicherheiten und Vorbehalten bei der Einführung des Instruments gibt, von denen einige exemplarisch im Folgenden aufgeführt werden:

o Skepsis der Mitarbeiter und Fragen wie z. B.: Was soll mit den Gesprächen herausgefunden werden? Dient das Gespräch meiner Kontrolle? Wieso lässt man mich nicht in Ruhe, ohne neumodische Ideen, meine Arbeit machen?

---

[33] vgl. Kießling-Sonntag, Jochem: Mitarbeitergespräche, Berlin, 2000, S. 25

o Skepsis der Führungskräfte wie z. B.: War meine Führungsqualität bisher nicht ausreichend? Woher soll ich die Zeit für diese Gespräche nehmen? Wozu ein jährlicher Rahmen für meine Gesprächsführung, ich kommuniziere doch täglich mit meinen Mitarbeitern?

o Es besteht ein großer Bedarf an Informationen und Vorleistungen, bevor ein Mitarbeiterjahresgespräch eingeführt werden kann. Rechnet sich dieser Aufwand?

o Der Zeitaufwand für die Einführung und auch später für die Durchführung ist groß. Woher sollen diese Zeitreserven genommen werden?

° Können Mitarbeiterjahresgespräche so vorbereitet und institutionalisiert werden, dass abteilungsübergreifend vergleichbare Ergebnisse erzielt werden? Aufgrund des vielschichtigen Kommunikationsgeschehens stellt sich auch gerade in Hinsicht auf die Führungskräfte die Frage: „Ist Gesprächsführung überhaupt lernbar?"[34]

o Kann eine schlechte Tagesverfassung eines Beteiligten in diesem jährlichen Gespräch negative Auswirkungen auf das folgende Jahr haben?

Um diesen Vorbehalten zu begegnen und Unsicherheiten abbauen zu können, bedarf es einer detaillierten Vorbereitung und einer ausreichenden Information aller Beteiligten. Aufgrund der Erkenntnisse aus der aktuellen Literatur und den Erfahrungen des Verfassers der Projektarbeit wurde deshalb ein Handlungsleitfaden für die strukturierte Einführung des Mitarbeiterjahresgesprächs in einer Rehabilitationsklinik erarbeitet.

Der Erfolg der Einführung hängt wesentlich von der strengen Einhaltung dieses Rahmens ab, da andernfalls schnell Fehlerquellen aufgrund von Wahrnehmungsfehlern oder Nachlässigkeiten erzeugt werden könnten.

Den individuellen Gestaltungsfreiraum trotzdem möglichst großzügig zu halten, war ein Ziel dieser Ausarbeitung. Dieser Freiraum ist besonders deshalb wichtig, da die individuellen betrieblichen Unterschiede berücksichtigt und eingearbeitet werden müssen. Außerdem werden die Motivation und die Identifikation mit dem Projekt durch das Einbringen eigener Ideen verstärkt.

---

[34] vgl. Kießling-Sonntag, Jochem: Mitarbeitergespräche, Berlin, 2000, S. 15

Betont werden muss, dass das Instrument Mitarbeiterjahresgespräch ein lebendes Instrument der Personalentwicklung und Personalförderung ist, das sich ständig weiterentwickelt. Das verlangt deshalb von den Verantwortlichen auch nach der Einführung eine laufende innerbetriebliche Auseinandersetzung mit dem Thema und den Willen zur Optimierung des Instruments im Sinne der Qualitätssicherung. Besonders die Geschäftsleitung und die beauftragten Mitglieder des Projektteams haben zusätzlich die Aufgabe, die eigenen Erfahrungen mit denen anderer Unternehmen abzugleichen und neue weiterführende Erkenntnisse aus der Literatur zu verwerten. Nur so kann das Thema Mitarbeiterjahresgespräch im Gesamtkontext der betrieblichen Personalentwicklung auf dem aktuellsten Stand gehalten werden.

6. Zusammenfassung und Ausblick

In Zeiten des schnellen Wandels im Gesundheitswesen wird die professionelle Personalentwicklung immer mehr zu einem wesentlichen Faktor, der besonders kleineren und mittleren Unternehmen im Wettbewerb um gutes Personal Vorteile verschafft. Das Mitarbeiterjahresgespräch ist dabei ein Instrument, mit dem jährlich das Fundament für eine kommunikative Personalführung geschaffen wird.

Gegenstand der vorliegenden Projektarbeit ist es aufzuzeigen, welche Voraussetzungen als Grundlage für eine erfolgreiche Einführung des Führungsinstruments Mitarbeiterjahresgespräch in einer Rehabilitationsklinik zu schaffen sind. Es werden Hilfestellungen zur Entscheidungsfindung, Empfehlungen und ein Musterformular zur Gesprächsdurchführung erarbeitet. Aufbauend darauf werden die Schritte zur Implementierung des Instruments dargestellt.

Die Ergebnisse dieser Projektarbeit können vom Management eines Betriebs, das an einer professionellen Personalentwicklung interessiert ist, als Informations- und Handlungsleitfaden für die Einführung des Mitarbeiterjahresgesprächs genutzt werden. Deshalb stellt der Verfasser besonders die praktische Umsetzung in Verbindung mit einfachen Anpassungsmöglichkeiten auf die individuelle Situation des einzelnen Betriebs in den Fokus dieser Arbeit.

Mit einer erfolgreichen Einführung und Etablierung des Mitarbeiterjahresgesprächs steigt die Chance, sich im verschärften Wettbewerb um das beste Personal und bei der langfristigen Personalbindung einen Vorsprung zu verschaffen.

Gerade im deutschen Gesundheitswesen und im Besonderen bei den privaten Rehabilitationskliniken ist es deshalb sinnvoll, das Instrument Mitarbeiterjahresgespräch und seine Vorteile häufiger zu nutzen.

Gelingt die erfolgreiche Etablierung in einem Betrieb, kann in der Folge die gesamte Personalentwicklung, die Unternehmensorganisation und die weitere Entwicklung dieses Betriebs auf den Ergebnissen aufgebaut werden. Die Struktur für die unterjährige Arbeit und die Basis für eine regelmäßige und offene Kommunikation wird geschaffen, weil die Mitarbeiter und die Führungskräfte die Aufgaben, die Ziele und die gegenseitigen Erwartungen gemeinsam formuliert und dokumentiert haben. Auf dieser sicheren und motivierenden Grundlage kann während des Jahres aufgebaut werden und weitere Entwicklungsschritte können leichter vollzogen werden. Für moderne Unternehmen des Gesundheitssektors bilden motivierte und leistungswillige Mitarbeiter und Führungskräfte jetzt und in der Zukunft das Fundament, um auf dem sich schnell verändernden Gesundheitssektor bestehen zu können. Deshalb ist das Mitarbeiterjahresgespräch als Schlüssel zu einer zukunftsorientierten Personal- und der Unternehmensentwicklung unverzichtbar.

Literaturverzeichnis

Bechinie, Ernst — Kooperative Mitarbeitergespräche – Ein Erfahrungsbericht zur Einführung und Praxis in einem Dienstleistungsunternehmen, in: Selbach, Ralf / Pullig Karl-Heinz (Hrsg.): Handbuch Mitarbeiterbeurteilung Wiesbaden 1992

Breisig, Thomas — Personalbeurteilung – Mitarbeitergespräch – Zielvereinbarung: Grundlagen, Gestaltungs-Möglichkeiten und Umsetzung in Betriebs- und Dienstvereinbarungen, 2. Auflage Frankfurt am Main 2001

Hofbauer, Helmut / Winkler, Brigitte — Das Mitarbeitergespräch als Führungsinstrument, Wien, München 1999

Kasper, Helmut / Mayrhofer, Wolfgang (Hrsg.): — Personalmanagement – Führung – Organisation, 3., völlig neu überarbeitete Auflage Wien 2002

Kießling-Sonntag, Jochem   Handbuch Mitarbeitergespräche
Berlin 2000

Mentzel, Wolfgang   Mitarbeitergespräche: Mitarbeiter
Motivieren, richtig beurteilen und
effektiv einsetzen, 2. Auflage
Freiburg 2000

Witt, Jürgen / Ulbrich, Mark   Das Konzept „Mitarbeiter im Dialog" (MID)
Ein wichtiger Baustein der interaktiven
Führung. Arbeitshefte Führungspsychologie
Band 54, 1. Auflage, (Hrsg.) v. Ekkehard
Crisand,
Heidelberg 2003

Abbildungsverzeichnis

Kießling-Sonntag, Jochem   Handbuch Mitarbeitergespräche
Berlin 2000

Tabellenverzeichnis

Kießling-Sonntag, Jochem   Handbuch Mitarbeitergespräche
Berlin 2000